PUTTA DURGA
SADHU VENKATESWARA RAO

ML para identificação e validação de alvos na descoberta de medicamentos

PUTTA DURGA
SADHU VENKATESWARA RAO

ML para identificação e validação de alvos na descoberta de medicamentos

Otimização da orientação dos fármacos - Técnicas de ML

ScienciaScripts

Imprint
Any brand names and product names mentioned in this book are subject to trademark, brand or patent protection and are trademarks or registered trademarks of their respective holders. The use of brand names, product names, common names, trade names, product descriptions etc. even without a particular marking in this work is in no way to be construed to mean that such names may be regarded as unrestricted in respect of trademark and brand protection legislation and could thus be used by anyone.

Cover image: www.ingimage.com

This book is a translation from the original published under ISBN 978-3-659-46992-3.

Publisher:
Sciencia Scripts
is a trademark of
Dodo Books Indian Ocean Ltd. and OmniScriptum S.R.L publishing group

120 High Road, East Finchley, London, N2 9ED, United Kingdom
Str. Armeneasca 28/1, office 1, Chisinau MD-2012, Republic of Moldova, Europe
Managing Directors: Ieva Konstantinova, Victoria Ursu
info@omniscriptum.com

Printed at: see last page
ISBN: 978-620-8-53191-1

ÍNDICE

1. INTRODUÇÃO:

O processo de descoberta de medicamentos começa com a identificação de um alvo molecular e o passo seguinte é a validação do alvo. Durante a validação do alvo, a sua associação a uma doença específica e a sua capacidade de regular os processos biológicos são testadas no organismo. A validação do alvo confirma que as interações com o alvo produzem a alteração desejada no comportamento das células doentes. É a etapa crítica do processo de descoberta de medicamentos. A identificação de novos alvos de fármacos, a validação do alvo, o desenvolvimento de ensaios bioquímicos seguidos da identificação de LEAD fornecem um contributo muito importante para o desenvolvimento de novos potenciais candidatos a fármacos.

- **Alvo:** - É uma estrutura celular ou molecular envolvida na patologia e que é responsável pela doença.

Podem ser: -

1. Receptores
2. Enzima
3. Ácido nucleico
4. Hormona
5. Canal iónico

- **Identificação do alvo:** - É o processo de identificação do alvo molecular direto, ou seja, a proteína ou o ácido nucleico.
  - O seu objetivo é encontrar o alvo de eficácia de um medicamento.
  - É o primeiro passo na descoberta de medicamentos
- **Validação do alvo:** -É o processo pelo qual se verifica o alvo molecular previsto - por exemplo, uma proteína ou um ácido nucleico - de uma pequena molécula. A validação do alvo pode incluir a supressão ou a sobre-expressão do alvo presumido.

1.1 Estratégias de identificação de alvos: das experiências à aprendizagem automática:

A identificação de alvos pode ser classificada em três estratégias distintas - abordagens experimentais, multiómicas e computacionais. A utilização destes métodos em colaboração pode gerar novas hipóteses terapêuticas na identificação exploratória de alvos, melhorando assim significativamente a nossa compreensão de doenças complexas. abordagens baseadas na experimentação (vermelho), multiómicas (azul) e computacionais (verde). Tradicionalmente, os métodos baseados na experimentação têm sido a abordagem de eleição para a descoberta de alvos terapêuticos. No entanto, com o aumento dos grandes volumes de dados, a análise integrada de dados multiómicos tornou-se uma estratégia mais eficiente para a identificação de alvos. Além disso, os recentes avanços na análise biológica baseada em IA identificaram novos alvos e os medicamentos concebidos por IA estão agora a entrar em ensaios clínicos. (Painel inferior) Aplicações de IA nas fases iniciais da descoberta de medicamentos.

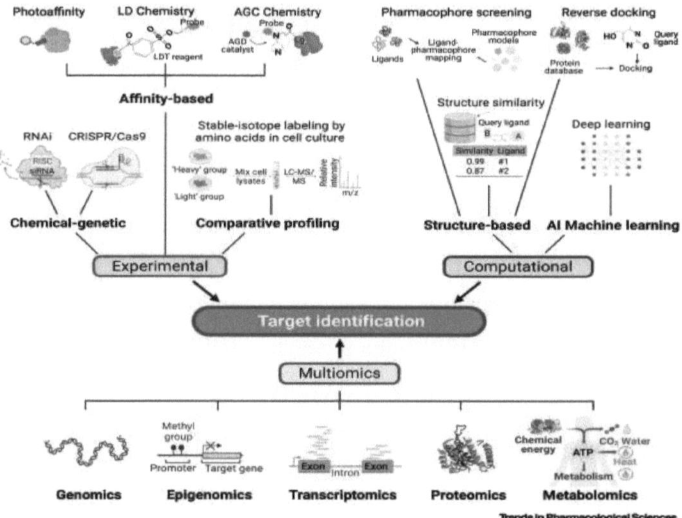

Fig.-1: Três estratégias exploratórias para a identificação de alvos.

i. Abordagens experimentais:

As abordagens experimentais, incluindo a bioquímica baseada na afinidade, a caraterização comparativa e o rastreio químico/genético, têm demonstrado os seus contributos notáveis para a identificação de alvos desde a década de 1960. A utilização de sondas de afinidade de pequenas moléculas, que permitem a marcação de proteínas sem vestígios após a interação ligando-proteína, é o método mais simples entre as três abordagens experimentais. A seleção das sondas depende em grande medida da identidade da molécula de partida. A marcação isotópica estável de aminoácidos em cultura celular (SILAC), um exemplo de perfil comparativo, é uma ferramenta popular de proteómica quantitativa que utiliza aminoácidos marcados com isótopos estáveis para diferenciar com precisão os proteomas celulares. Estudos realizados em vários tipos de cancro, como o carcinoma hepatocelular (CHC), o mieloma múltiplo, o cancro do endométrio e o cancro colorrectal, exemplificaram claramente a eficácia do SILAC na identificação de intervenientes fundamentais na patogénese da doença. O rastreio químico/genético, implementado por interferência de RNA (RNAi) ou edição de genes CRISPR-Cas9, tem sido de grande interesse para os biólogos desde há décadas. Devido à sua elevada especificidade e eficiência, o CRISPR expandiu dramaticamente o nosso conhecimento dos aspectos mecanísticos e farmacológicos das doenças humanas. Por exemplo, a BRD2 foi identificada como um regulador essencial da resposta do hospedeiro à infeção por SARS-CoV-2 através de um rastreio de interferência CRISPR orientado. Utilizando a plataforma de genómica funcional baseada na interferência CRISPR e na ativação CRISPR, foram identificados os papéis determinantes da HDAC7 e do complexo Sec61 na modulação da resposta à imunoterapia no mieloma múltiplo. Embora tenham passado 10 anos desde a sua introdução, a tecnologia CRISPR continua a evoluir para melhorar ainda mais a sua flexibilidade, simplicidade e eficiência, oferecendo assim um grande benefício à comunidade de investigação não só para a identificação de alvos, mas também como terapia genética e ferramenta de diagnóstico.

ii. **Abordagens multiómicas:**

Os dados multiómicos fornecem aos investigadores informações moleculares interligadas a partir de diferentes perspectivas, incluindo dados genómicos estáticos e perfis dinâmicos de expressão e metabólicos espácio-temporais . Sendo a primeira disciplina ómica estabelecida e a mais madura, a genómica centra-se nas variantes genéticas da sequência de ADN. A análise em grande escala do estudo de associação do genoma (GWAS), realizada com base na sequenciação de nova geração, produziu centenas de milhares de associações entre variantes genéticas e doenças ou caraterísticas complexas que levaram ao desenvolvimento de terapias inovadoras, como os medicamentos moduladores da fibrose cística que visam as mutações do gene CFTR e novos medicamentos para o tratamento da doença inflamatória intestinal que visam o gene IL23A associado à doença. Mais recentemente, as meta-análises de dados GWAS publicados revelaram novos loci genéticos atribuíveis a diferentes doenças, abrindo assim oportunidades de reorientação de medicamentos. Embora a evidência genómica tenha sido um dos factores indispensáveis na identificação de alvos, a distinção das variantes genéticas causadoras de uma determinada doença continua a ser um desafio. A este respeito, a integração de múltiplas linhas de evidência ómicas pode ser útil. Os dados transcriptómicos e proteómicos podem ser utilizados para identificar loci genéticos causais que regulam os níveis de genes e proteínas e facilitar a descoberta de genes e vias subjacentes à patogénese da doença. Do mesmo modo, os dados epigenómicos e metabolómicos podem também servir de provas funcionais para as variantes identificadas pelo GWAS, a fim de apoiar as suas associações a doenças e aplicações clínicas. Em comparação com as abordagens ómicas individuais, a análise multiómica integrada pode proporcionar uma visão mais abrangente dos mecanismos da doença e é, por isso, cada vez mais utilizada para facilitar a descoberta de biomarcadores e alvos terapêuticos, a resposta ao tratamento e a previsão do prognóstico dos doentes

iii. **Abordagens computacionais:**

Porque a identificação típica de alvos com base em experiências é trabalhosa e consome muitos recursos,
as abordagens computacionais têm surgido como alternativas promissoras para alcançar
rastreio de alvos. Dependendo da disponibilidade da estrutura da proteína e da estrutura química da
o composto de interesse, o rastreio de farmacóforos, a acoplagem inversa e a avaliação da semelhança de estruturas têm sido utilizados para prever novos alvos biológicos para pequenas moléculas. Por outro lado, a IA é uma disciplina em crescimento na ciência computacional para a descoberta de alvos. A aprendizagem automática é uma componente indispensável da IA que pode ser aplicada com ou sem supervisão. A aprendizagem supervisionada utiliza conjuntos de dados rotulados para treinar modelos de classificação de dados e de previsão fiável de resultados. Em contrapartida, a aprendizagem não supervisionada explora a estrutura oculta de dados não rotulados sem intervenção humana. A aplicação da aprendizagem automática não se limita à previsão de alvos biológicos dos medicamentos ou compostos existentes, podendo também identificar novos alvos terapêuticos para qualquer doença de interesse. Os pormenores da forma como a aprendizagem automática facilita a descoberta de alvos para o tratamento de doenças serão desenvolvidos nas secções seguintes sobre IA.

1.2 Identificação de alvos com base em IA:

Nos últimos anos, tem-se assistido a uma explosão de dados biomédicos que vão desde a investigação fundamental sobre os mecanismos das doenças até à investigação clínica dos doentes. Embora tenham sido geradas grandes quantidades de informação, o crescimento dos dados também coloca desafios à sua análise. É aqui que entra em jogo o papel emergente da IA. Dada a vantagem da IA no processamento e na abordagem de redes biomédicas complexas de dados, a utilização de algoritmos de IA pode revelar padrões e relações nos dados que podem não ser aparentes para os seres humanos, podendo eventualmente conduzir a uma melhor compreensão e tratamento das doenças. A IA tem dado contributos notáveis que facilitam a identificação de biomarcadores e alvos, a definição de prioridades de indicação, a conceção de moléculas semelhantes a medicamentos, a previsão farmacocinética da interação medicamento-alvo e a conceção de ensaios clínicos. Embora ainda se encontrem nas fases iniciais dos ensaios clínicos, os medicamentos derivados da IA estão a surgir cada vez mais em estudos clínicos, como é o caso do GS-0976 para o tratamento da esteato-hepatite não alcoólica, EXS-21546 para tumores sólidos e INS018-055 para a fibrose pulmonar idiopática, que é o primeiro medicamento derivado da IA com resultados positivos num ensaio clínico de fase 1.

1.3 Validação dos objectivos identificados pela IA

A validação de alvos utilizando modelos celulares e animais é uma etapa crucial na descoberta de alvos para reduzir a taxa de desgaste do projeto e o custo do desenvolvimento de medicamentos na indústria farmacêutica. Um número crescente de alvos identificados pela IA está a ser validado com êxito. Por exemplo, 28 alvos propostos pela IA para o tratamento da ELA foram validados num modelo de Drosophila que simula a ELA, revelando oito alvos não relatados cuja supressão permite salvar fortemente a neurodegeneração ocular. Além disso, na mesma área terapêutica, Zhang et al. desenvolveram um método baseado na aprendizagem automática para identificar o KANK1 como um novo gene ligado à ELA e validaram os efeitos neurotóxicos das mutações do KANK1 reproduzidas por CRISPR-Cas9 em neurónios humanos. A inibição do HDAC6 foi identificada como uma estratégia cardioprotectora pela aprendizagem profunda e foi validada através de um modelo de ratinho de cardiomiopatia dilatada sem cardiomiócitos BAG3. A CDK20 foi identificada como um alvo para o tratamento do CHC utilizando métodos baseados na aprendizagem profunda, e um inibidor altamente potente de pequenas moléculas concebido por IA generativa demonstrou uma atividade antiproliferação selectiva numa linha celular de CHC. desenvolveu a deepDTnet com base em 15 tipos heterogéneos de redes químicas, genómicas, fenotípicas e celulares para facilitar a identificação in silico de alvos moleculares para medicamentos conhecidos. Um dos fármacos identificados, que visa especificamente o ROR-γt humano, apresenta efeitos terapêuticos num modelo de esclerose múltipla em ratos.

1.4 Ferramentas para identificação e validação de objectivos:

- As tecnologias fiáveis para a identificação e validação de alvos são a base do desenvolvimento de medicamentos bem sucedidos. **Os microarrays** têm sido bem utilizados em abordagens genómicas/proteómicas para a caraterização da expressão de genes/proteínas e a validação de alvos à escala dos tecidos/células.
- **A tecnologia anti-sentido** (incluindo a tecnologia de interferência de ARN) permite a supressão de genes com base em sequências ao nível do ARN. As proteínas de dedo de zinco são uma versão da supressão que visa a transcrição do ADN.
- **A genómica química e a proteómica** são ferramentas emergentes para gerar alterações fenotípicas, conduzindo assim a identificações de alvos e de resultados. A identificação de alvos com proteómica é efectuada através da comparação dos níveis de expressão de proteínas em tecidos normais e doentes.
- **O rastreio baseado na RMN,** bem como a caraterização de proteínas com base na atividade, estão a tentar satisfazer a exigência de identificação de alvos de elevado rendimento.

2. PREVISÕES DE IDENTIFICAÇÃO DE ALVOS:

A necessidade de medicação na vida quotidiana, que é exacerbada em parte pela alteração das condições ambientais, impulsiona a tarefa essencial de descobrir novos produtos farmacêuticos. No entanto, a taxa de sucesso de novos medicamentos é normalmente baixa e o processo de os encontrar é difícil e dispendioso. Encontrar, criar e desenvolver alvos químicos terapêuticos é o objetivo do campo computacional conhecido como conceção de medicamentos assistida por computador (CADD). A conceção de um medicamento tem três fases: descoberta, desenvolvimento e registo.

O objetivo da primeira fase, conhecida como descoberta, é utilizar os locais de ligação para encontrar potenciais alvos para novos medicamentos. A investigação pré-clínica é a segunda fase do desenvolvimento, durante a qual a segurança do medicamento é avaliada em animais. Quando a investigação é bem sucedida, são iniciados ensaios em humanos. A Food and Drug Administration (FDA) examina cuidadosamente todos os dados fornecidos relacionados com o medicamento durante a terceira etapa, conhecida como registo, e toma uma decisão sobre a sua aprovação ou rejeição.

O desenvolvimento de um modelo computacional eficaz para identificar possíveis interações fármaco-alvo (DTI) a partir de dados biológicos pode ajudar a compreender os processos biológicos, identificar novos medicamentos e proporcionar uma melhor medicina terapêutica para uma série de doenças. Existem três fases de ensaio no processo de desenvolvimento de medicamentos, e cada uma delas custa mais do que as outras. Atualmente, o desenvolvimento de medicamentos custa 8,6 milhões de dólares, 21,4 milhões de dólares e 3,4 milhões de dólares para os ensaios de fase I, fase II e fase III, respetivamente. Apesar do custo, do esforço e do tempo investidos, um medicamento novo pode não ser bem sucedido em nenhuma das três fases dos ensaios de desenvolvimento de medicamentos.

I. Métodos do estado da arte

A identificação de alvos para a descoberta e desenvolvimento de medicamentos é conhecida como DTI. É através destas interações que se descobrem as moléculas dos medicamentos e dos alvos. Os três tipos de estratégias de descoberta de medicamentos incluem docking, ligandos e quimiogenómica. Estes métodos têm em conta vários elementos, como as influências ambientais, as caraterísticas físicas e a identificação de biomarcadores. Para criar medicamentos que curem eficazmente as doenças, a investigação atual concentra-se na otimização das interações. Apesar de os medicamentos actuais serem concebidos com base no conhecimento dos medicamentos do passado, podem ter efeitos secundários desfavoráveis. De forma notável, um medicamento criado para uma doença pode ser utilizado, uma prática conhecida como reorientação de medicamentos, de forma inesperada para tratar outra doença sem efeitos secundários negativos. Estabelecer a relação entre um medicamento e um gene alvo é crucial para a descoberta de medicamentos. Para funcionar, a estrutura tridimensional da proteína ou do gene alvo deve ser conhecida através da técnica baseada em docking. O sucesso comercial de um medicamento emergente é determinado, em grande parte, pelo seu desempenho, especialmente no que diz respeito ao facto de a sua utilização prevista estar ou não a ser cumprida. A concentração nos elementos de ligação ou nos locais de interação aumenta a probabilidade de encontrar com êxito a DTI. Com os escassos conhecimentos disponíveis sobre medicamentos e alvos, esta é uma tarefa difícil.

Os bioinformáticos tentaram extrair informações das variáveis que influenciam os medicamentos e os alvos. As tecnologias automatizadas destinam-se a apoiar ativamente os médicos e os bioinformáticos, aumentando a taxa de sucesso através da identificação de interações fármaco-alvo adicionais ou de locais de ligação. Os cientistas actuais no domínio do desenvolvimento de medicamentos aumentam a probabilidade de sucesso da DTI aplicando ferramentas de análise preditiva de ML para compreender melhor os produtos farmacêuticos e os alvos.

A. Procedimento de desenvolvimento de medicamentos

Os medicamentos sujeitos a receita médica são compostos artificiais concebidos para diagnosticar, tratar e prevenir doenças. A leitura das reacções do organismo às moléculas dos medicamentos, que assumem a forma de respostas biológicas favoráveis, é a forma como as doenças são diagnosticadas. A biomolécula que um determinado medicamento modifica em termos da sua função e atividade é designada por alvo do medicamento em farmacologia. As proteínas, o ARN, as enzimas, os canais iónicos, os receptores e os ácidos nucleicos são exemplos de biomoléculas. O processo de DTI resulta na formação de um novo produto, através da interação ou ligação da molécula do fármaco ao local ativo da biomolécula com as mesmas qualidades estruturais ou funcionais que a molécula do fármaco. O produto é assimilado pelo corpo humano e produz uma cura.

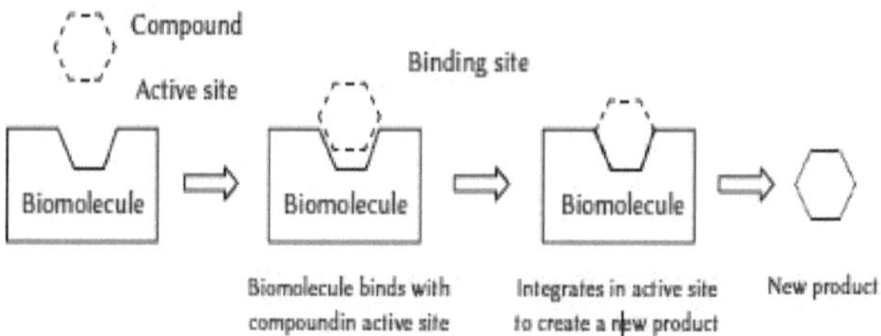

Fig.-2: Procedimento de desenvolvimento de medicamentos.

O desenvolvimento de medicamentos ocorre em três fases. Utilizando o substrato no local ativo da proteína, um medicamento e o seu alvo são encontrados na primeira fase através da interação ou do local de ligação. Por razões de segurança, o medicamento é testado em animais na segunda fase. Na terceira fase, o medicamento é submetido a ensaios em seres humanos antes de ser comercializado.

B. Abordagens In-Silico na descoberta de medicamentos

A descoberta de medicamentos pode ser feita num ambiente controlado, fora de seres vivos, utilizando uma técnica chamada *in-vitro*. Este processo identifica e seleciona o composto mais fiável para tratamento a partir de um conjunto de compostos viáveis. Ao submeter as moléculas mais promissoras a ensaios em seres humanos, o método in-vivo permite que o desenvolvimento de medicamentos ocorra dentro de um ser vivo. Quando se utilizam abordagens in silico para a previsão de fármacos, tanto os dados *in vitro* como *in vivo* são fornecidos como caraterísticas de entrada para o processo informático. Existem três formas que constituem o método computacional de previsão de DTI.

i. Abordagem baseada em acoplamento

Para efeitos de simulação, é necessária uma estrutura 3D para uma técnica baseada em acoplamento na previsão de DTI. Devido às suas arquitecturas extremamente complicadas, o Recetor de Proteína G-Couple e o canal iónico são dois exemplos de sistemas de proteínas de grandes dimensões em que esta abordagem não é aplicável. Tendo em conta o tempo que demorou e a eficácia global, a simulação é importante.

ii. Abordagem baseada em ligandos

Uma estratégia baseada em ligandos parte do princípio de que os fármacos e os seus alvos podem ser antecipados utilizando os conhecimentos actuais e sem necessidade de conhecer a estrutura tridimensional dos alvos.

iii. Abordagem baseada na quimiogenómica

O espaço químico dos medicamentos e o espaço genético dos alvos são combinados num único espaço farmacológico utilizando uma estratégia baseada na quimiogenómica. Existem demasiados pares de interações desconhecidas e poucos pares de DTI, o que constitui um problema.

C. Motivação e justificação

A previsão in vitro de DTI a partir de dados biológicos exige um esforço significativo para identificar novos alvos farmacológicos. A identificação de possíveis medicamentos e alvos é um primeiro passo fastidioso na investigação de medicamentos. Apesar do estudo exaustivo da previsão de DTI nos últimos anos, a previsão continua a ser intensiva em termos de material e morosa. Os investigadores ainda têm dificuldade em prever a forma como os DTPs interagem. O objetivo desta revisão é melhorar o calibre da investigação, proporcionando aos investigadores do desenvolvimento de medicamentos o acesso a técnicas de aprendizagem automática de ponta para a previsão de DTI. Para tal, são examinadas várias publicações esclarecedoras sobre protocolos e técnicas de DTI que ajudam na descoberta única de novos medicamentos e alvos. São examinados os vários métodos de aprendizagem automática (ML) para a previsão de DTIs, juntamente com as suas vantagens e desvantagens. Com base nos métodos de aprendizagem automática aplicados à previsão, a investigação é categorizada. Depois disso, é submetida a uma análise qualitativa e quantitativa para ajudar a melhorar a DTI e a ML através de uma compreensão mais profunda desta última.

Os contributos do presente documento são os seguintes: As técnicas de aprendizagem automática utilizadas na secção III constituem a base para uma análise e categorização exaustivas de artigos relacionados com a aprendizagem automática e o desenvolvimento de medicamentos. As caraterísticas óptimas a utilizar são sugeridas pelos métodos de seleção de caraterísticas utilizados na previsão de DTI. A gestão de conjuntos de dados provenientes de várias bases de dados, o equilíbrio de dados desequilibrados, o tratamento de conjuntos de dados e caraterísticas de grande escala e a análise aprofundada dos algoritmos de aprendizagem automática utilizados na previsão de DTI foram abordados em artigos sobre a previsão de DTI utilizando abordagens de aprendizagem automática. Para escolher os melhores classificadores para a previsão de DTI, é efectuada uma análise quantitativa na secção VI.

D. Organização do documento

A estrutura do documento é a seguinte. Na Secção II, é apresentada uma panorâmica das abordagens mais recentes do estado da arte para a previsão de DTI utilizando técnicas de ML. Na secção III, é apresentado um resumo dos métodos de aprendizagem automática para a previsão de DTI. Os conjuntos de dados utilizados para a previsão de DTI são abordados na secção IV. A secção V apresenta uma análise qualitativa dos métodos de aprendizagem automática aplicados às DTI. A secção VI apresenta um estudo quantitativo das técnicas de previsão das DTI. A previsão de DTI é abordada na secção VII. A conclusão do estudo e as novas direcções de investigação são apresentadas na Secção VIII.

II. Técnicas de aprendizagem automática (ML) utilizadas na previsão de DTI

Devido ao seu desempenho superior e à otimização dos dados, os modelos computacionais utilizam abordagens de aprendizagem automática para a previsão. Tanto a aprendizagem supervisionada como a não supervisionada são subconjuntos de abordagens de aprendizagem automática que adquirem conhecimentos a partir dos dados sem depender de fórmulas pré-estabelecidas. Enquanto as previsões de aprendizagem não supervisionada utilizam dados conhecidos para construir os seus modelos, as previsões de aprendizagem supervisionada baseiam-se em conhecimentos prévios observáveis. As previsões são estimativas educadas derivadas dos dados disponíveis e do conhecimento atual. A classificação, por outro lado, descreve o procedimento utilizado para distinguir entre etiquetas conhecidas e não conhecidas. O objetivo deste documento é investigar métodos de aprendizagem automática para melhorar o reconhecimento de DTP, a fim de localizar DTIs. O fármaco e o seu alvo estão envolvidos na identificação de um novo fármaco. Previsão de DTI utilizando abordagens de aprendizagem automática com medicamentos e alvos extraídos de várias bases de dados. São utilizados vários programas ou servidores Web para obter caraterísticas de medicamentos e alvos. O processo é então concluído selecionando apenas as caraterísticas mais significativas e utilizando vários classificadores ML para a previsão de DTI.

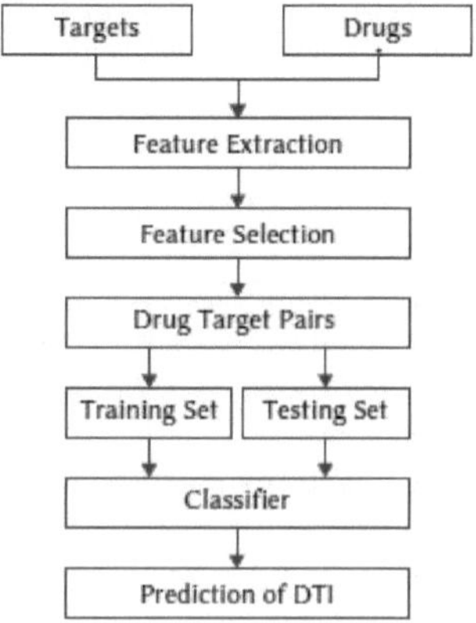

Fig.-3: Fluxo de previsão de DTI.

A relação de análise quantitativa da estrutura (QSAR), os farmacóforos, a modelação de homologia, a extração de dados, a aprendizagem automática e as ferramentas de análise de redes são exemplos de métodos in silico. Neste caso, a aprendizagem automática é uma abordagem mais prática do que todas as outras abordagens quando se trabalha com dados de descoberta de medicamentos para análise. A "identificação de sucessos de rastreio (compostos)" é uma área de investigação popular na descoberta de medicamentos que ajuda a identificar compostos específicos com maior potência a vários níveis, como a ligação, a redução dos efeitos secundários, a eficiência e também o prolongamento da vida do doente através da alteração da função da biomolécula.

A. Técnicas de aprendizagem automática (ML) baseadas na quimiogenómica para previsão de DTI

As técnicas baseadas em ML, em gráficos ou em redes são utilizadas para antecipar computacionalmente os resultados na metodologia de previsão baseada na quimiogenómica.

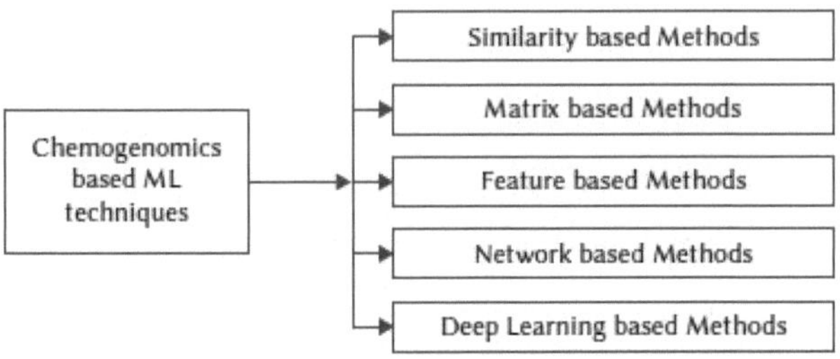

Fig.-4: Técnicas de ML baseadas na quimiogenómica

i. Métodos baseados na similaridade

As medidas de semelhança entre fármacos e alvos são utilizadas em conjunto com a distância entre cada par de fármacos e o seu alvo nos algoritmos de previsão de DTI mais utilizados. Com base no conhecimento prévio da semelhança das suas interações, estas técnicas utilizam classificações para o fármaco, o alvo e a interação fármaco-alvo. Para determinar a semelhança, é utilizada uma função de distância, como a euclidiana. Por exemplo, supondo dois vectores, x1 e x2, se a seguinte função for utilizada para o algoritmo do vizinho mais próximo, a distância entre os vectores é encontrada utilizando a equação (1) como D (x1, x2) onde

$$D(x1, x2) = 1 - \frac{x1.x2}{||x1||||x2||}$$

e utilizando o produto interno e a norma euclidiana, são calculadas a mesma dimensão e a mesma distância. A semelhança farmacológica de um fármaco, a semelhança genética da sequência proteica de um alvo e as caraterísticas topológicas de uma rede multipartida de conhecimentos previamente identificados sobre a interação fármaco-alvo são o que determina a semelhança entre dois fármacos. A utilização do conhecimento de um pequeno quantum de dados rotulados quando existem quanta maciços de dados não rotulados é uma desvantagem destes métodos.

ii. Métodos baseados em matrizes

Numerosos estudos demonstraram que as abordagens baseadas em matrizes são superiores a outras abordagens para a previsão de DTI. A matriz de interações é

$$X_{mxn} = \begin{bmatrix} x11 & \cdots & x1n \\ & \vdots\,\vdots\,\vdots & \\ xm1 & \cdots & xmn \end{bmatrix}$$

Para i=1: m e j=1: n,

$$Xij = \begin{cases} 1 & \text{se o fármaco i e o alvo j interagirem} \\ 0 & \text{não existe interação entre o fármaco i e o alvo j} \end{cases}$$

A matriz Xmxn é primeiro dividida em duas matrizes, Ymxk e Znxk, na previsão de DTI, em que X ~ YZT com k < m, n, e em que ZT representa a matriz trocada de Z. A factorização de ordem inferior das matrizes facilita o tratamento de dados em falta pela abordagem baseada em matrizes. No entanto, usando estas técnicas, o medicamento e o alvo são incorporados numa matriz de baixa dimensão, e a distância entre eles parece ser a mesma, estabelecendo a força da sua ligação. Quando o volume dos dados do medicamento e do alvo aumenta, afecta a fiabilidade destas abordagens, tornando mais difícil identificar a sua interação.

iii. Métodos baseados em caraterísticas

Para determinar a interação fármaco-alvo, as técnicas de previsão baseadas em caraterísticas utilizam sobretudo máquinas de vectores de apoio. As caraterísticas podem representar qualquer par de medicamentos e alvos, resultando num agrupamento de duas classes com interações positivas ou negativas, ou numa classificação binária. As caraterísticas são apresentadas como F.

F= {d + t}, d= d1, d2, d3,....da e t = t1, t2, t3, ... Tb

Onde d representa as caraterísticas do medicamento de comprimento a e t as caraterísticas do alvo de comprimento b, respetivamente.

iv. Métodos baseados em redes

As abordagens baseadas em redes, que prevêem as DTI utilizando algoritmos baseados em grafos, são consideradas ferramentas de previsão de interações simples e fiáveis. Com base na premissa lógica simples de que medicamentos comparáveis interagem com alvos semelhantes, a semelhança medicamento-fármaco, a semelhança alvo-alvo e as relações conhecidas entre as DTI são incorporadas numa rede heterogénea neste caso.

v. Métodos baseados na aprendizagem profunda

A perda de informações de caraterísticas na previsão de DTI pode ser minimizada com métodos baseados em aprendizagem profunda. No entanto, para antecipar a reutilização de medicamentos e as interações, são necessários conhecimentos suficientes. A aprendizagem profunda tem duas etapas: antecipar a interação e criar vectores de caraterísticas. Uma matriz de caraterísticas para previsão é produzida pela propriedade do medicamento e pela propriedade do alvo.

III. Bases de dados utilizadas na previsão de DTI

Os dados gémeos de medicamentos e alvos, bem como um conhecimento prático da sua interação, são necessários para a previsão da interação. Existem dois tipos de bases de dados populares que foram utilizadas neste estudo: centradas no alvo e centradas no medicamento. Embora os dados de mais de 20 bases de dados ligados à previsão de interações possam ser utilizados como dados de entrada para as previsões, a previsão de DTI não é diretamente afetada pelas bases de dados. A conhecida base de dados KEGG, que é utilizada neste contexto para a previsão, está dividida nas sub-bases de dados KEGG BRITE e KEGG DRUG, que combinam uma grande quantidade de informação biológica derivada de genes e proteínas.

A. Laboratório Europeu de Biologia Molecular Química (ChEMBLdb)

A informação é compilada numa base de dados química de compostos bioactivos, que foi reunida a partir de várias publicações de investigação na literatura. A ChEMBLdb foi criada em 2002 pelo EMBL, o Instituto Europeu de Bioinformática, e contém milhões de compostos químicos, 10.000 medicamentos e 12.000 alvos.

B. Chemical - Recurso de anotação de proteínas (ChemProt)

O ChemProt tem dados sobre interações químico-proteínas que integram dados de várias bases de dados de anotações químicas de proteínas. Inclui dados das bases de dados PDSP, Drug Bank, PharmGKB, PubChem e STITCH. O ChemProt integra também dados sobre efeitos terapêuticos, reacções adversas a medicamentos e doenças químico-biológicas.

C. Base de dados de interações medicamentosas e genéticas (DGIdb)

Esta base de dados inclui os alvos dos medicamentos, os seus efeitos e os dados de interação medicamento-gene.

D. DrugBank

Uma das bases de dados mais conhecidas utilizadas na investigação em DTI chama-se DrugBank e contém informações sobre genes alvo, substâncias semelhantes a drogas, as suas diversas formas e os efeitos adversos da utilização de drogas. Existem inúmeras aplicações comerciais para os dados de DTI desta coleção, que foram recolhidos a partir de uma variedade de pesquisas bibliográficas.

E. Enciclopédia de Genes e Genomas de Quioto (KEGG)

Uma base de dados pré-construída que contém informações completas sobre genes e sequências genómicas é designada KEGG. Existem quatro categorias dentro das bases de dados KEGG. A primeira tem três bases de dados KEGG: PATHWAY, MODULE e BRITE. A segunda contém as bases de dados KEGG-GENOME, KEGG-GENE, KEGG-SSDB e KEGG ORTHOLOGY, que contêm dados genómicos. A terceira contém as cinco bases de dados seguintes: KEGG-REACTION, KEGG-RCLASS, KEGG-ENZYME, KEGG-GLYCAN e KEGG-COMPOUNDS. A quarta tem quatro bases de dados KEGG-DISEASE e KEGGDRUG que contêm dados relacionados com a saúde. A base de dados KEGG com tudo incluído ultrapassa as outras e tem uma abundância de dados DTI.

F. Biblioteca de assinaturas celulares integradas baseadas em redes (LINCS)

Esta base de dados contém pormenores sobre o exame KINOME. Por razões de ensaio, as quinases são ensaios de ligação a pequenas moléculas que ajudam a compreender a forma como os compostos medicinais interagem entre si. A base de dados tem 398 conjuntos de dados sobre dados de sequências ATAC, ELISA e imagens de fluorescência.

G. PROMISCUOSO

A base de dados contém dados de reposicionamento de medicamentos baseados na rede que incluem pormenores sobre medicamentos, proteínas e os efeitos adversos de cada medicamento. A base de dados Unitprot fornece informações sobre proteínas, enquanto as bases de dados SuperDrug e Sider, que estão integradas no LINCS, fornecem informações sobre medicamentos e efeitos secundários.

H. Ferramenta de pesquisa de substâncias químicas em interação (STITCH)

As interações de alvos ou proteínas com pequenos compostos são cobertas pelo STITCH, que tem dados recolhidos da investigação bibliográfica e das bases de dados PubChem.

I.SuperTarget

O SuperTarget é um recurso em linha que fornece dados sobre efeitos secundários médicos indesejáveis, vias, taxa de metabolismo dos medicamentos, DTI e terminologia Gene Ontology (GO) . As possíveis ligações droga-alvo são retiradas do Medline e os dados DTI são obtidos do PubMed, DrugBank, KEGG, PDB e TTD.

J. Base de dados de alvos terapêuticos (TTD)

A Target Therapeutic Database contém informações terapêuticas sobre proteínas e ácidos nucleicos, assimiladas de estudos da literatura e de bases de dados diversas com dados DTI.

K. BRENDA - O Sistema Integral de Informação sobre Enzimas (BRENDA)

Esta base de dados contém pormenores sobre as interações entre enzimas e ligandos. As informações recolhidas provêm de investigações efectuadas na literatura utilizando a nomenclatura das enzimas.

L. Central de Medicamentos

A Food and Drug Administration (FDA) certificou a Drug Central como uma base de dados de medicamentos. A base de dados inclui dados pertinentes sobre produtos farmacêuticos, classificados como componentes activos biológicos e ingredientes activos de pequenas moléculas, sob a forma de registos regulamentares, estrutura e bioatividade.

M. Base de dados sobre a interação entre proteínas e medicamentos (PDID)

A Base de Dados de Interação Proteína-Droga (PDID) contém DTI para todo o proteoma estrutural humano, com previsões geradas pelos programas de software eFindSite, SMAP e ILbind.

N. Pharos

A interface de utilizador do Pharos fornece informações sobre o Genoma Medicinal Iluminador (IDG) ao Centro de Gestão do Conhecimento para três famílias de proteínas: quinases, canais iónicos e GPCRs.

O. PubChem

A informação relativa aos produtos químicos e às suas actividades biológicas pode ser encontrada no PubChem. A base de dados PubChem inclui três conjuntos de dados: substâncias, compostos e bioensaios. O primeiro contém informações químicas, o segundo contém estruturas químicas únicas derivadas de substâncias químicas e o terceiro contém dados biológicos sobre os compostos que foram extraídos.

P. Super Medicamento

A Super Drug fornece pormenores sobre todos os aspectos do medicamento, recolhidos de várias bases de dados e incluídos aqui. A base de dados contém informações sobre medicamentos de pequenas moléculas, efeitos secundários e as suas estruturas em duas e três dimensões. requisitos para a farmacocinética

Q. Sistema de Notificação de Eventos Adversos da FDA (FAERS)

O Sistema de Notificação de Eventos Adversos da FDA (FAERS) é uma base de dados que contém dados de notificações de efeitos secundários e erros de medicação que são apresentados à FDA, juntamente com palavras-chave de medicamentos.

R. Recurso SIDe Effect (SIDER)

Uma base de dados conhecida como SIDER contém informações sobre os medicamentos comercializados, incluindo informações sobre a prevalência de efeitos secundários e a classificação desses efeitos.

S. União Internacional de Farmacologia Básica e Clínica (IUPHAR) / Sociedade Britânica de Farmacologia (BPS) - The IUPHAR/ BPS Guide to Pharmacology

O IUPHAR/BPS é considerado um guia de farmacologia e é um sítio Web de acesso livre que fornece informações sobre medicamentos licenciados e os seus alvos e contém informações sobre medicamentos de pequenas moléculas.

T. Base de dados sobre a resistência aos medicamentos contra o cancro (CancerDR)

O CancerDR fornece informações exaustivas sobre medicamentos anticancerígenos e respectivos perfis farmacológicos. Com base na resistência genética e residual, o CancerDR identifica alvos terapêuticos codificadores de genes e ajuda no desenvolvimento de medicamentos eficazes e adaptados ao cancro.

U. Base de dados de ligação (BD)

Uma base de dados de ligação chamada Binding DB tem todos os dados de interação recolhidos de numerosos estudos da literatura, para além do DTI de pequenos compostos. Trata-se de uma grande base de dados de afinidade de ligação entre proteínas e ligandos.

V. O ZINC não é comercial (ZINC)

ZINC é a maior base de dados que inclui todos os medicamentos necessários para encontrar novos ligandos. Esta secção contém informações sobre medicamentos e os alvos com que podem interagir. Para os cientistas que tentam determinar a composição química dos seus alvos biológicos, o ZINC é um recurso valioso.

W. Programa de rastreio de drogas psicoactivas (PDSP)

Um programa chamado Programa de Rastreio de Drogas Psicoactivas (PDSP) examina as substâncias quanto à sua atividade farmacológica, bioquímica e comportamental com base em relatórios anteriores. A sua principal aplicação é a identificação de novos alvos para o tratamento de doenças mentais.

IV. Análise quantitativa das técnicas de aprendizagem automática na previsão de DTI

A análise quantitativa é aplicada para determinar o melhor método de desempenho de previsão, utilizando diferentes técnicas de ML com métricas adequadas. O método de previsão tem de lidar com as etapas de pré-processamento de dados e seleção de caraterísticas, bem como com a integração de fármacos e alvos. O melhor método de previsão de aprendizagem automática inclui os hiperparâmetros e o índice de associação para a previsão de DTI. Das várias técnicas de aprendizagem automática disponíveis, é escolhida a melhor para a previsão. Os quadros X-XIV apresentam a análise quantitativa dos resultados de vários métodos de aprendizagem automática na previsão de DTI que ajudam a melhorar o desempenho.

A. Métricas de desempenho

É utilizada uma matriz de confusão para calcular as medidas de desempenho a partir dos valores do conjunto de teste em termos de verdadeiros positivos, verdadeiros negativos, falsos positivos e falsos negativos entre as classes que devem ser classificadas como integradas ou não integradas. O quadro VIII apresenta a matriz de confusão para o DTI e o quadro IX as medidas de desempenho utilizadas. Integrados refere-se aqui a medicamentos que produzem um resultado DTP positivo, ou seja, o medicamento integrador pode ser utilizado para tratar um alvo com o qual se integra. O inverso é verdadeiro para os não-integrados, que se referem a medicamentos que produzem um resultado DTP negativo, ou seja, o medicamento não-integrado não pode ser utilizado para tratar um alvo com o qual não se integra.

Tabela-1: Matriz de confusão

Matriz de confusão	**Integra**	**Não-integrados**
Integra	Verdadeiro positivo	Falso positivo
Não-integrados	Falso negativo	Verdadeiro negativo

3. MÉTODOS DE PRIORIZAÇÃO DE GENES

A priorização de genes é o processo de dar prioridade a potenciais genes candidatos com base na sua associação com a doença. Os métodos tradicionais de definição de prioridades genéticas, como a clonagem posicional e outras tecnologias de laboratório húmido, são dispendiosos, consomem muito tempo e têm um nível de precisão cada vez mais baixo. As deficiências dos métodos tradicionais de atribuição de prioridade aos genes podem ser ultrapassadas através da aplicação de abordagens computacionais de atribuição de prioridade aos genes.

O priorizador computacional de genes para uma doença complexa é um sistema que introduz genes candidatos e aplica vários algoritmos para os classificar, de modo a obter uma lista de genes classificados. A saída implica que os genes mais bem classificados são os causadores da doença. Por vezes, o sistema recebe também uma pequena lista de genes denominados genes semente. A associação dos genes semente com a doença já é conhecida, pelo que os genes candidatos que apresentam semelhanças com os genes semente também se encontram altamente correlacionados com a doença. A prioritização dos genes pode ser conseguida através de várias ferramentas e métodos. Uma pesquisa bibliográfica exaustiva mostra que há uma série de métodos computacionais de definição de prioridades genéticas que prevalecem neste domínio e que as fontes de dados utilizadas são também cruciais. As secções seguintes tratam das fontes de dados biológicos utilizadas para a prioritização de genes e de um conjunto de métodos de prioritização e estratégias de validação utilizadas.

Métodos de definição de prioridades genéticas

De um modo geral, as estratégias computacionais de definição de prioridades genéticas podem ser classificadas em quatro, nomeadamente métodos de extração de texto, métodos baseados em redes, métodos de aprendizagem automática e estratégias híbridas. O método de extração de texto aplica-se à literatura científica publicada e, com base nela, encontra a associação entre o gene e a doença complexa. Os métodos baseados em redes representam os dados biológicos como redes e aplicam técnicas de extração de grafos para classificar os genes. Dividem-se ainda em abordagens baseadas na vizinhança direta, na difusão e no passeio aleatório. O estudo e a aplicação de novos algoritmos são explorados utilizando uma abordagem de aprendizagem automática para obter a hierarquização dos genes. Uma combinação de qualquer um destes métodos foi agrupada como métodos híbridos. Embora as técnicas de extração de texto, baseadas em redes e de aprendizagem automática sejam amplamente utilizadas para a definição de prioridades genéticas computacionais, os estudos recentes mostram um aumento significativo do desempenho através da integração de múltiplas abordagens.

Métodos baseados na extração de texto

A extração de texto é descrita como o processo ou a prática de examinar grandes colecções de recursos escritos a fim de gerar novas informaçõesǁ. As operações básicas de extração de texto, como a classificação de documentos, o agrupamento, a recuperação de informações, a identificação de tendências nos dados e várias outras, são disponibilizadas para a classificação dos genes. Os genes são priorizados com base nas palavras-chave sobre dados genéticos extraídos da literatura científica publicada. Algumas métricas comuns utilizadas na extração de texto são a semelhança de cosseno, a semelhança de Jaccard, a correlação de Pearson, a análise semântica latente, o conteúdo da informação, a vectorização de documentos, etc.

A definição de prioridades genéticas utilizando estratégias de extração de texto utiliza normalmente a Ontologia Genética (GO) como fonte de conhecimento, juntamente com HPRD, KEGG e MEDLINE. A GO contém anotações de genes, definições de termos-chave, documentação de determinados termos, pelo que funciona como um repositório com um forte motor de busca para obter dados. A extração de texto pode ser facilmente realizada neste conteúdo, de modo a obter informações sobre genes e doenças genéticas, bem como a relação entre eles. Algumas das desvantagens da priorização de genes com base na prospeção de texto incluem informação inacessível devido a questões de licença e privacidade, imprecisão da precisão nas metodologias de processamento de texto e redução do desempenho devido a aspectos sintácticos e semânticos do documento, redundância devido à falta de organização dos conceitos.

Métodos baseados em redes

Uma rede complexa representa dados biológicos em nós e as suas interações são anotadas através da junção de ligações entre nós. Se as interações puderem ser analisadas quantitativamente, são indicadas como pesos na ligação. A rede é uma das ferramentas mais poderosas para exprimir a informação genética devido à sua capacidade de codificar interações indirectas, ao passo que outros métodos de hierarquização consideram a semelhança de duas entidades se existirem provas de associação direta entre elas. Embora a gestão de dados biológicos numa rede complexa seja difícil, a aplicação de algoritmos adequados pode ultrapassar este desafio.

As redes biológicas são classificadas em redes homogéneas, heterogéneas e múltiplas. A rede gene-gene, a rede de interação proteína-proteína, as redes fenotípicas e a rede de expressão genética são redes homogéneas. A rede gene-fenótipo, a rede gene-doença, a rede fenótipo-doença, a rede de regulação da transcrição são algumas das redes heterogéneas, enquanto as redes múltiplas são criadas pela combinação de duas ou mais redes homogéneas. As subcategorias comuns dos métodos de atribuição de prioridades com base na rede são os métodos de vizinhança direta, de propagação da rede e de passeio aleatório. Os métodos de vizinhança direta calculam a classificação de cada nó da rede com base na sua associação a nós diretamente ligados. Os métodos de hierarquização baseados na propagação incorporam as interações diretas e indirectas dos nós para a classificação. Os métodos baseados em percursos aleatórios classificam os genes calculando as proximidades de os alcançar a partir de cada nó.

Os métodos baseados em redes utilizam fontes de dados como OMIM, HPRD, GO e KEGG. GO é uma ontologia que contém as descrições dos genes e esta informação é muito útil para criar caraterísticas da rede. A OMIM fornece informações sobre os genes para os fabricar como uma rede. KEGG é a base de dados de vias amplamente utilizada, na qual a informação já está representada como uma estrutura baseada numa rede de fluxo, pelo que é mais útil para criar redes de genes.

Métodos de aprendizagem automática

As estratégias de aprendizagem automática, tais como as estratégias de aprendizagem supervisionada e não supervisionada, a extração de caraterísticas, etc., podem ser utilizadas para discriminar genes de doença e de não doença entre uma lista de genes candidatos. Um princípio amplamente fundamentado, denominado "culpa por associação", ilustra a funcionalidade de um gene através da sua interação com outros genes. A estimativa da funcionalidade de um gene candidato na hierarquização de genes é efectuada através da sua associação com genes semente. Esta propriedade fundamental da priorização cruza-se com a ideia-chave da aprendizagem automática, na qual o sistema aprende com os comportamentos passados da entrada e aplica este conhecimento para avaliar o comportamento das entradas futuras. Os métodos de aprendizagem automática descobrem as propriedades funcionais dos genes semente, calculando assim a sua semelhança com os genes candidatos para classificação.

O principal obstáculo à atribuição de prioridades aos genes é a elevada dimensionalidade dos dados biológicos. Os principais problemas de desempenho causados pela elevada dimensionalidade nos sistemas de máquinas são: redução da precisão, atrasos inesperados, aumento proporcional da complexidade algorítmica, sobreajuste, cálculo repetido da função objetivo no problema de otimização, etc. A melhor forma de alcançar uma maior precisão é a redução das caraterísticas. A aprendizagem automática está equipada com métodos como a análise de componentes principais (PCA), os kernels na máquina de vectores de apoio (SVM) e outras técnicas de redução da dimensionalidade que ajudam a hierarquização dos genes a trabalhar num conjunto reduzido de atributos com menor complexidade. As técnicas envolvidas na aprendizagem automática são a regressão, a máquina de vectores de apoio, a floresta aleatória, o algoritmo J48, o LDA, etc.

OMIM, BIND, HPRD, BIOGRID são algumas das fontes de conhecimento frequentemente utilizadas para métodos baseados na aprendizagem automática. Os algoritmos de aprendizagem automática preferem dados do tipo catálogo ou tabulados em vez de texto, de modo a facilitar a formação do sistema. O processamento rápido, o tratamento de dados ilimitados e heterogéneos são algumas das vantagens da aprendizagem automática que contribuem para a redução do consumo de tempo e a utilização de recursos de forma eficiente. Uma das desvantagens é o facto de esta estratégia não poder garantir o melhor desempenho em cada conjunto de amostras de teste. A razão para este facto é a grande dependência dos algoritmos de aprendizagem automática de caraterísticas como as estratégias de aprendizagem supervisionada, não supervisionada e de reforço, a natureza dos conjuntos de treino e de teste, os tipos de métodos de validação, etc. Um conjunto de dados relativamente pequeno para treinar o sistema também não produzirá bons resultados na fase de teste. Para uma maior precisão, o sistema deve ser treinado com um grande conjunto de dados. O número de iterações de formação também é importante para a precisão porque, quanto maior for o número de iterações de formação efectuadas com um pequeno conjunto de exemplos de formação, o sistema pode aprender as particularidades do conjunto de formação em vez das generalidades. Isto leva a um ajuste excessivo, o que reduz o desempenho do sistema na fase de teste. A regularização é a solução para evitar o excesso de ajuste. As vantagens adicionais dos métodos de aprendizagem automática em comparação com as estratégias prevalecentes tornam-nos numa estratégia de solução perfeita para a definição de prioridades genéticas.

Métodos híbridos

As estratégias de priorização de genes individuais são um obstáculo a um melhor desempenho devido às ineficiências que nelas persistem. A junção de outras metodologias é a solução para este problema. As estratégias híbridas combinam dois ou mais métodos de priorização para classificar os genes. Vários problemas de otimização de grafos pertencentes às classes de complexidade NP-completa ou NP-difícil podem ser resolvidos eficazmente através da aplicação de métodos de computação suave. As incapacidades de uma estratégia de classificação única podem ser suprimidas por um esquema de pontuação agregada. A noção de redução de falhas nos métodos de extração de texto consiste em incorporá-los em redes genéticas. Embora os métodos híbridos tenham várias vantagens, a sua aplicação exige um esforço elevado, uma gestão de dados complexa e construções de programação sofisticadas. Os potenciais métodos híbridos utilizam o NCBI como fonte de dados, juntamente com outras bases de dados comuns como HPRD, MeSH, etc.

Validação

A validação é sempre necessária para que um sistema verifique se está a funcionar corretamente como se pretende. Existem várias estratégias de validação utilizadas por diferentes métodos de definição de prioridades. A maior parte deles utiliza a validação cruzada Leave One Out (LOOCV) e outros seguem a validação cruzada K-fold, em que K tem valores como 10, 20, etc. Estão a ser traçadas curvas ROC (Receiver Operating Characteristic Curves) para denotar aspectos de especificidade versus sensibilidade. A matriz de confusão é um método de validação que contém um conjunto de medidas básicas de avaliação do desempenho, nomeadamente os verdadeiros positivos (TP), os falsos positivos (FP), os verdadeiros negativos (TN) e os falsos negativos (FN).

$$\text{Confusion matrix} = \begin{bmatrix} \text{TN} & \text{FP} \\ \text{FN} & \text{TP} \end{bmatrix}$$

TP é o número de previsões verdadeiras que têm efetivamente valores verdadeiros. FP é o número de entradas que são previstas como verdadeiras mas que, na realidade, são falsas. TN é o número de casos que são efetivamente negativos e que o sistema também previu como tal. Em FN, o sistema prevê-os como negativos, mas a sua natureza é positiva. A taxa de erro, a exatidão, a sensibilidade e a especificidade, a precisão, a pontuação F1, a taxa de falsos positivos, o valor preditivo negativo, a taxa de falsos negativos, o coeficiente de correlação de Matthews, a informação e a marcação são algumas das medidas básicas de desempenho.

Quadro 2: Métodos básicos de validação

Matriz	**Explicação**
$error\ rate = \frac{FP + FN}{TN + FP + FN + TP}$	A taxa de erro é o rácio entre a soma de FP e FN e as quatro medidas básicas de desempenho.
$accuracy = \frac{TP + TN}{TN + FP + FN + TP}$	A precisão é a fração de valores verdadeiramente previstos, calculada como o rácio entre a soma de TP e TN e todas as outras medidas de desempenho.
$TPR = \frac{TP}{TP + FN}$	A sensibilidade é também designada por taxa de verdadeiros positivos ou de recuperação, obtida dividindo TP pela soma de TP e FN.
$SPC = \frac{TN}{TN + FP}$	A especificidade é calculada dividindo o TN pela soma do TN e do FP, o que

	também é designado por taxa de verdadeiros negativos.
$prrecision = \frac{TP}{TP + FP}$	A precisão, também designada por valor preditivo positivo, é o rácio entre TP e a soma de TP e FP.
$F1\,score = \frac{2TP}{2TP + FP + FN}$	A média harmónica da precisão e da sensibilidade é designada por pontuação F1.
$False\,position\,rate = \frac{FP}{FP + TN}$	A taxa de falsos positivos é calculada como o rácio de FP para a soma de FP e TN.
$NPV = \frac{TN}{TN + FN}$	O valor preditivo negativo (NPV) é indicado como o rácio entre TN e a soma de TN+FN.
$FNR = \frac{FN}{FN + TP}$	A taxa de falsos negativos (FNR) é o rácio entre FN e a soma de FN+TP.
$MCC = \frac{TPXTN - FPXFN}{\sqrt{(TP+FP)(TP+FN)(TN+FP)(TN+FN)}}$	O coeficiente de correlação de Matthews (CCM) é um tipo de medida de correlação representada na equação.

4. APRENDIZAGEM AUTOMÁTICA E GRÁFICOS DE CONHECIMENTO NA DESCOBERTA DE MEDICAMENTOS

Aprendizagem automática na descoberta de medicamentos

Os avanços na ciência da computação aceleraram a descoberta e o desenvolvimento de medicamentos. A inteligência artificial (IA) é amplamente utilizada tanto na indústria como no meio académico. A aprendizagem automática (AM), uma componente essencial da IA, foi integrada em muitos domínios, como a geração e a análise de dados. A base das técnicas baseadas em algoritmos, como a aprendizagem automática, requer uma teoria matemática e computacional de grande peso. Os modelos de aprendizagem automática têm sido utilizados em muitas tecnologias promissoras, como os automóveis autónomos assistidos por aprendizagem profunda (DL), o reconhecimento avançado da fala e os motores de pesquisa mais inteligentes baseados em máquinas de vectores de apoio. O advento destas técnicas computacionais assistidas por computador, exploradas pela primeira vez na década de 1950, já foi utilizado na descoberta de medicamentos, na bioinformática, na quiminformática, etc.

A descoberta de medicamentos tem-se baseado numa abordagem tradicional que se centra no tratamento holístico. No século passado, as comunidades médicas mundiais começaram a utilizar uma abordagem alopática para o tratamento e a recuperação. Esta mudança conduziu ao sucesso no combate às doenças, mas os elevados custos dos medicamentos tornaram-se um fardo para os cuidados de saúde. Embora bastante diversificado e específico para os candidatos, o custo da descoberta e desenvolvimento de medicamentos tem aumentado de forma consistente e dramática. Os componentes generalizados da descoberta inicial de medicamentos incluem a identificação e caraterização de alvos, a descoberta de pistas e a otimização de pistas. Têm sido utilizadas muitas abordagens baseadas em computador para a descoberta e otimização de compostos principais, incluindo a acoplagem molecular, a modelação de farmacóforos, as florestas de decisão e a análise comparativa de campos moleculares. O ML e a DL tornaram-se abordagens atractivas para a descoberta de medicamentos. As aplicações dos algoritmos de ML e DL na descoberta de medicamentos não se limitam a uma etapa específica, mas a todo o processo. Neste artigo, analisamos os algoritmos de ML e DL que têm sido amplamente utilizados na descoberta de medicamentos.

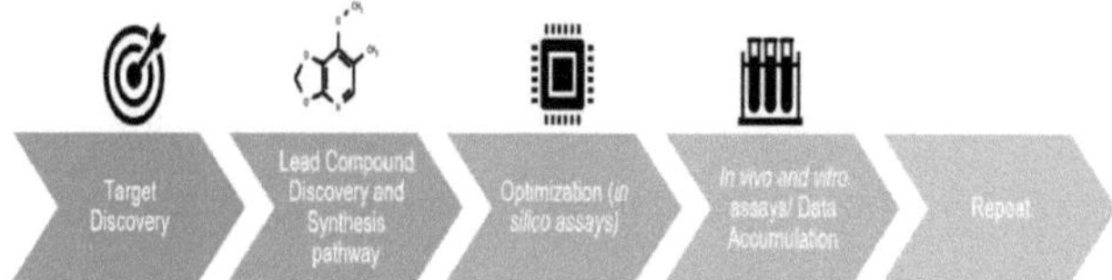

Fig.-5. As etapas gerais da descoberta de medicamentos.

Algoritmos de ML utilizados na descoberta de medicamentos

Os algoritmos de aprendizagem automática fizeram avançar significativamente a descoberta de medicamentos. As empresas farmacêuticas têm

A utilização de vários algoritmos de aprendizagem de máquina na descoberta de fármacos beneficiou grandemente. Os algoritmos de ML têm sido utilizados para desenvolver vários modelos de previsão das caraterísticas químicas, biológicas e físicas dos compostos na descoberta de medicamentos. Os algoritmos de ML podem ser incorporados em todas as etapas do processo de descoberta de medicamentos. Por exemplo, os algoritmos de aprendizagem automática têm sido utilizados para encontrar uma nova utilização para os medicamentos, prever interações medicamento-proteína, descobrir a eficácia dos medicamentos, garantir biomarcadores de segurança e otimizar a bioatividade das moléculas. Os algoritmos de ML que têm sido amplamente utilizados na descoberta de medicamentos, que incluem: Random Forest (RF),

Naive Bayesian (NB), e máquina de vetor de suporte (SVM), bem como outros métodos.

i. Floresta aleatória (RF)

O RF é um algoritmo amplamente utilizado, explicitamente concebido para grandes conjuntos de dados com múltiplas caraterísticas, uma vez que simplifica através da remoção de valores anómalos, bem como classifica e designa conjuntos de dados com base em caraterísticas relativas classificadas para o algoritmo específico. É normalmente treinado para grandes entradas e variáveis e acessibilidade com base na recolha de dados de várias bases de dados. É benéfico em diferentes aspectos, como a atribuição de dados em falta, o trabalho com valores aberrantes e a estimativa de caraterísticas para classificação. O processo matemático subjacente ao RF consiste em várias árvores de decisão não correlacionadas como um conjunto; cada árvore é responsável por determinar uma previsão. A que constitui o maior número de votos é considerada a mais adequada. Embora possam ocorrer falsos positivos em qualquer análise estatística, o RF, juntamente com o SVM e o NB, foi sugerido como sendo o algoritmo que comete menos erros em comparação com outros algoritmos. Com árvores de decisão múltiplas, os erros individuais são minimizados devido ao facto de reunirem várias previsões em vez de se concentrarem apenas numa previsão.

Na descoberta de medicamentos, os RFs são principalmente utilizados para selecionar caraterísticas, classificadores ou regressão.

Cano et al. utilizaram métodos de RF para melhorar a previsão da afinidade entre o ligando e a proteína por

rastreio virtual através da seleção de descritores moleculares, com base num conjunto de dados de treino para enzimas, tais como ligandos de cinases e receptores de hormonas nucleares. Alguns dos factores essenciais que acompanham a RF na descoberta de medicamentos são: Agiliza o processo de treinamento, utiliza menos parâmetros, imputa dados faltantes e incorpora dados não paramétricos. Rahman et al. utilizaram a RF multivariada ao incluir informações relativas à sequenciação genómica, o que ajudou a evitar erros e a obter respostas a medicamentos com base em caracterizações genómicas. Os RFs multivariados são especializados em limitar o erro, calculando várias técnicas de estimativas de erro dentro do sistema. A estrutura computacional introduz os dados que incorporam combinações de caraterização genética e epigenética, permitindo que a estrutura preveja a média e o intervalo de confiança das respostas aos fármacos. Uma qualidade importante e essencial para a análise de qualquer fármaco a ser processado em ensaios clínicos. Rahman et al. esforçaram-se por combinar a estrutura de modelação com a RF funcional para melhorar a previsão com base no perfil de resposta. Tentaram combater as dificuldades observadas nos indivíduos relacionadas com a procura de compostos adequados em função dos tumores individuais. A RF foi incorporada para a geração do nó da árvore de regressão e dos nós das folhas. Adquiriu os pontos de dados de dose-resposta. Os nós folha dos algoritmos são responsáveis por fazer previsões sobre o perfil dose-resposta, armazenando simultaneamente os dados funcionais. Os dados registados no modelo são constituídos pelas sequências do genoma e pelas suas caraterísticas. Os algoritmos de RF também foram implementados como um método de classificação e regressão numa modelação quantitativa da relação estrutura-atividade (QSAR) utilizada em processos de descoberta de pistas.

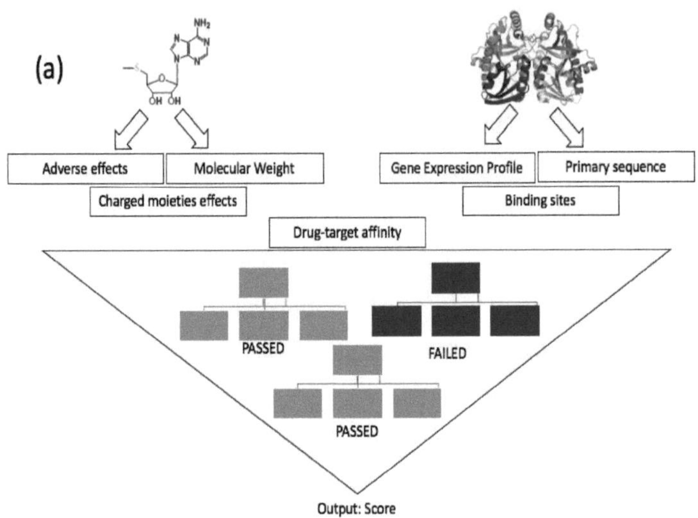

Fig.-6: Esquema do desenvolvimento de medicamentos utilizando a floresta aleatória (RF) (a)

ii. Naive Bayesian (NB)

Os algoritmos NB são um subconjunto de métodos de aprendizagem supervisionada que se tornaram uma ferramenta essencial

utilizados na classificação de modelos preditivos. Os algoritmos NB padrão funcionam para classificar caraterísticas de conjuntos de dados e, dependendo das caraterísticas de entrada, da correlação de factores e da dimensionalidade dos dados, podem ser uma das técnicas mais eficientes para a tarefa. A eficácia dos algoritmos de NB e de árvores de decisão para utilização na extração de texto ainda não foi determinada. Estas técnicas aumentam a precisão dos conjuntos de dados recuperados, que geralmente têm origem em fontes grandes e confusas. A classificação dos dados biomédicos é crucial no processo de descoberta de medicamentos, especialmente no subconjunto de descoberta de alvos. Os algoritmos de NB têm-se revelado muito promissores como ferramentas de classificação de dados biomédicos, muitas vezes repletos de informações e dados não relacionados, conhecidos como ruído. As técnicas de

NB podem também desempenhar um papel importante na previsão das interações ligando-alvo, o que poderá constituir um enorme passo em frente na descoberta de pistas. Recentemente, os investigadores conseguiram incorporar técnicas de RN em diversas aplicações no processo de descoberta de medicamentos. Num estudo, Pang et al. utilizaram modelos de RN e técnicas adicionais como classificadores de compostos activos e inactivos, com possível atividade como antagonistas dos receptores de estrogénio no cancro da mama. Os investigadores utilizaram a capacidade dos algoritmos NB para processar grandes quantidades de informação, tendo uma tolerância única ao ruído aleatório. A técnica, em combinação com outras ferramentas, como a impressão digital de conetividade alargada-6, conseguiu obter excelentes resultados. Num estudo recente, Wei et al. utilizaram uma técnica combinada de algoritmos de NB e de máquina de vectores de apoio para prever possíveis compostos que poderiam ser activos contra alvos do vírus da imunodeficiência humana tipo 1 e do vírus da hepatite C gerados a partir de múltiplos modelos QSAR. O seu modelo utilizou a NB como técnica de classificação emparelhada com dois sistemas de descritores diferentes, sendo um deles a impressão digital de conetividade alargada-6. A utilização da NB, combinada com outros sistemas e técnicas, demonstrou ser útil na incorporação de processos de descoberta de medicamentos.

iii. Máquina de vetor de suporte (SVM)

Os SVMs são algoritmos de aprendizagem automática supervisionada utilizados na descoberta de medicamentos para separar classes de

compostos baseados no seletor de caraterísticas, derivando um hiperplano. Utiliza as semelhanças entre classes para formular um número infinito de hiperplanos. Para dados lineares, treina separando classes constituídas por compostos com base em caraterísticas selecionadas e projecta-as no espaço de caraterísticas químicas. Um hiperplano ótimo é obtido através da maximização da margem entre classes num espaço N-dimensional (N é o número de caraterísticas); é denotado por um hiperplano, que é utilizado para classificar pontos de dados através da definição de limites de decisão. O SVM é crucial para a descoberta de medicamentos devido à sua capacidade de distinguir entre compostos activos e inactivos, classificar compostos de cada base de dados ou treinar modelos de regressão . Os modelos de regressão são vitais para determinar a relação entre o fármaco e o ligando, uma vez que utilizam uma consulta de conjuntos de dados para efetuar previsões. Quando vários compostos activos são analisados em relação a uma única proteína de interesse, a SVM pode ser atribuída em vários cenários. A classificação SVM tem um subconjunto de previsão de classe binária que pode diferenciar as moléculas activas das inactivas.

Para a descoberta de medicamentos, pode classificar compostos de diferentes bases de dados com base na probabilidade de serem activos para qualquer rastreio computacional. O SVM pode ser extrapolado de diferentes formas para obter resultados, com o objetivo principal de distinguir entre compostos activos e inactivos. O processo pode ser manipulado através da formação do algoritmo utilizando vários descritores para selecionar caraterísticas, como impressões digitais 2D e proteínas-alvo. É formulada uma etiqueta de classe, negativa ou positiva, dependendo da direção em que o composto é colocado a partir do hiperplano, classificando assim os compostos do mais seletivo para o menos seletivo. Contudo, para dados não lineares, são utilizadas funções de kernel para otimizar os resultados. As funções de kernel representam os dados num espaço de dimensão superior, onde a separação entre classes é viável.

Para a interação fármaco-alvo, foi especificamente concebido para integrar ligandos e proteínas de

A informação de interesse é um componente essencial para a modelação SVM. Wang et al. investigaram as interações fármaco-alvo e integraram informações obtidas a partir de investigação publicada de várias fontes para melhorar a previsão. Utilizaram a função de kernel para incorporar informações sobre as interações fármaco

efeitos farmacológicos e terapêuticos, estruturas químicas de fármacos e informação genómica de proteínas para caraterizar as interações fármaco-alvo. De um modo geral, os resultados das diferentes fontes foram todos prometedores, e a função kernel para a previsão dos efeitos farmacológicos e terapêuticos foi a que apresentou maior potencial. As SVM também são frequentemente utilizadas na previsão de medicamentos que podem ter múltiplas bioactividades. Por exemplo, Kawaii et al. utilizaram classificadores SVM para construir uma consulta em que os fármacos eram confrontados com centenas de alvos para estabelecer vias biológicas diferentes que visavam as suas bioactividades. Noutro estudo, foi utilizado um processo semelhante para determinar as bioactividades de medicamentos anti-hipertensivos. A informação sobre a atividade dos fármacos foi obtida a partir da base de dados Market Driven Demand Response, tendo sido utilizado um SVM multi-rótulo para produzir a consulta que mostra a bioanálise dos fármacos. Descobriu-se que os fármacos são inibidores duplos da enzima conversora de angiotensina I e das endopeptidases neutras.

Limitações da aprendizagem automática

Os algoritmos de ML têm sido uma componente essencial da descoberta de medicamentos. Estes métodos aumentam a eficiência e exploram milhares de combinações que teriam sido impossíveis sem esta tecnologia. Como já foi referido, os algoritmos são treinados com dados introduzidos, mas esta técnica tem alguns condicionalismos. Embora o ML já exista há bastante tempo, as vias/alvos biológicos que estão a ser descobertos ainda são novos. A informação sobre a proteína em causa pode ser limitada, o que resulta em dados não muito extrapolados. O método de Perturbação da Energia Livre é uma plataforma em que a informação biológica relativa à proteína é gerada com base no rastreio computacional. Os dados recolhidos por este método são utilizados para treinar algoritmos; no entanto, nem toda a informação é recolhida num laboratório húmido, sendo antes utilizada a previsão gerada por computador. A exatidão dos dados de treino pode ser inferior à prevista. Embora os algoritmos discutidos nesta revisão tenham um limiar mais elevado para minimizar os erros, ainda existem alguns erros categóricos nos conjuntos de treino.

Uma forma mais concisa de compreender isto é através do ângulo estatístico. Com a previsão de algoritmos, há sempre uma preocupação com o sobreajuste ou o subajuste. O sobreajuste ocorre quando o modelo é constituído por informação/técnica de qualidade inferior, mas gera um desempenho de qualidade superior. Ocorre quando o modelo capta caraterísticas invulgares durante a formação, o que resulta num impacto negativo no modelo . Em contrapartida, os modelos de subadaptação não conseguem reconhecer a tendência subjacente dos conjuntos de dados e generalizar os novos dados introduzidos. Tanto a subadaptação como a sobreadaptação conduzem a resultados inexactos. Existem várias formas de resolver o problema do sobreajuste e do subajuste, como o aumento da dimensão da amostra e a validação cruzada. A validação cruzada é uma técnica frequentemente utilizada para estimar a exatidão dos modelos dos algoritmos de ML, utilizando conjuntos de dados independentes para inferir os modelos.

Outra preocupação levantada pelos informáticos químicos é o amplo espaço químico construído através de algoritmos. O espaço químico é um conjunto relativo de descritores, constituído por milhares de compostos dentro de um quadro com limites gerados por algoritmos de ML. O desafio do espaço químico é o agrupamento de compostos com elevada densidade, o que muitas vezes leva a evitar compostos com algumas propriedades e compostos essenciais. Os estudos relativos a estas questões são discutidos mais tarde, modelos para aumentar a cobertura do espaço químico para destacar as moléculas com propriedades diferentes das outras.

Gráfico de conhecimento (KG)

Apesar do desempenho notável que os modelos ML existentes alcançaram no domínio da descoberta de medicamentos, estes modelos são afectados por várias falhas significativas. Estas incluem um elevado grau de dependência dos dados, em que uma proporção significativa do desempenho depende de dados de formação de elevada qualidade, bem como uma fraca capacidade de generalização, resultando num desempenho incerto do modelo em instâncias que nunca foram observadas no conjunto de dados de formação. Para fazer face a estas limitações, a descoberta inteligente e avançada de medicamentos exige a implementação de métodos robustos que incorporem conhecimentos biomédicos e informações específicas dos doentes para gerar previsões acionáveis e fiáveis. Além disso, foi adquirida uma grande quantidade de conhecimentos a partir dos sucessos e fracassos do processo de descoberta e desenvolvimento de medicamentos. Com a crescente disponibilidade de dados biomédicos, a integração e a extração de informações relevantes tornaram-se uma preocupação fundamental. Consequentemente, os KG têm sido utilizados na descoberta de medicamentos, uma vez que as suas estruturas são particularmente adequadas para integrar dados heterogéneos. Introduziu sistematicamente a definição e as categorias das bases de dados de conhecimentos populares e descreveu as principais aplicações da base de dados de conhecimentos predominante, nomeadamente o Knowledge Graph (KG). Em comparação com a utilização de técnicas GML, a utilização de KGs na descoberta de medicamentos oferece várias vantagens, tais como (i) a integração bem sucedida de uma vasta quantidade de conhecimentos, (ii) a obtenção de resultados fiáveis e (iii) a capacidade de gerar inferências significativas, que podem ajudar indivíduos sem conhecimentos especializados no domínio. As actuais abordagens de ponta na descoberta inteligente de medicamentos com base em KG obedecem essencialmente a um processo normalizado (tal como ilustrado na Figura 5-(b), PAIRENTITY), que implica a aquisição de integrações válidas de nós e arestas em KGs construídos, seguida da previsão de arestas em falta, correspondentes a novas aplicações. Esta metodologia foi demonstrada em vários estudos, por exemplo, Zitnik et al. constroem um KG de interações proteína-proteína, interações droga-alvo-proteína e efeitos secundários de polifarmácia, representados como interações droga-droga, em que cada efeito secundário é representado como uma aresta de um tipo distinto. Propõem ainda outro modelo digno de nota, o Decagon, para prever os efeitos secundários de pares de medicamentos. Ji et al., no seu trabalho seminal, propuseram um método inovador de integração de informação heterogénea para a previsão de associações miRNA-doença. A metodologia consiste na construção de uma rede de informação heterogénea através da fusão de associações conhecidas entre lncRNA, fármaco, proteína, doença e miRNA. Subsequentemente, o método de incorporação de redes GraRep é utilizado para adquirir incorporações de nós na rede de informação heterogénea e realizar uma previsão precisa da associação miRNA-doença. Para uma visão geral das variantes e aplicações recentes do KG para a descoberta de medicamentos, recomendamos os artigos de revisão abrangentes.

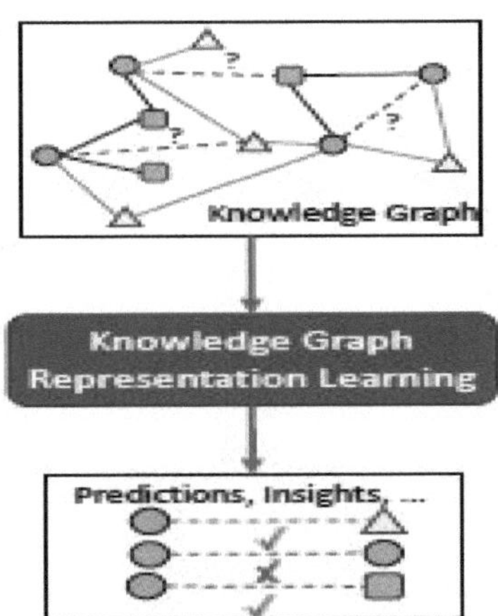

Fig.-7: KG para a descoberta de medicamentos

Aplicações do Knowledge Graph

Para além das aplicações de análise de grafos que podem ser realizadas em grafos gerais, como a classificação de entidades e o preenchimento de grafos (previsão de ligações), existem muitas aplicações interessantes para os KG. Algumas das aplicações são específicas dos GR, como a classificação de triplas, a extração de relações e a resposta a perguntas. Além disso, os KG, enquanto formato prático para armazenar e apresentar o conhecimento humano, têm sido amplamente adoptados como um recurso de informação para auxiliar várias tarefas.

- **Classificação tripla**: Os KG têm uma semântica rica que é representada por triplas (hu; r; tv). Cada tripla pode ser associada a um valor para descrever a sua propriedade, como a fiabilidade. Estudando a entidade principal eu, a entidade secundária ev e a relação r entre elas, podemos determinar o valor de verdade ou o grau do valor de verdade de triplas desconhecidas.

- **Extração de relações:** Os KGs publicamente disponíveis são utilizados em muitas aplicações do mundo real. Apesar do sucesso e da popularidade, estes KGs não são exaustivos. Assim, há necessidade de abordagens que extraiam automaticamente conhecimentos de textos não estruturados para os KG, nomeadamente a extração de relações. Especificamente, o seu objetivo é determinar a relação implicada r entre uma dada entidade principal hu e uma entidade secundária tv anotada no texto para um KG de fundo.

- **Resposta a perguntas**: A resposta a perguntas é uma questão clássica de investigação em ciências informáticas desenvolvida para procurar respostas diretas e precisas na base de dados, depois de compreender as intenções dos utilizadores de acordo com as suas perguntas. Atualmente, a resposta a perguntas com base em KG responde a perguntas em linguagem natural com factos de KGs.

- **Aplicações conscientes do conhecimento**: Inspirados pela riqueza da informação armazenada em KGs do mundo real, os investigadores propõem modelos conscientes do conhecimento que beneficiam da integração de informação heterogénea, ontologias bem estruturadas e semântica. Assim, muitas aplicações do mundo real, como os sistemas de recomendação e a tradução automática, têm sido bem sucedidas na sua capacidade de explorar a compreensão e o raciocínio do senso comum.

5. Extração de informação

Os dados são atualmente uma espécie de capital, a par do capital financeiro e humano, na criação de novos produtos e serviços digitais. Com a explosão de informação sob a forma de notícias, ficheiros de empresas, registos médicos, documentos governamentais, audiências em tribunal e redes sociais, toda a gente é inundada por uma sobrecarga de informação. A maior parte desta informação não está estruturada, ou seja, é texto livre, o que dificulta o raciocínio e a interpretação. O processamento de linguagem natural (PNL) refere-se à utilização de métodos computacionais para processar a forma falada ou escrita desse texto livre, que funciona como um modo de comunicação habitualmente utilizado pelos seres humanos. São muitos os processos envolvidos na cadeia de processamento da PNL. A nível sintático, as afirmações são segmentadas em palavras, pontuação (ou seja, tokens) e a cada token é atribuída uma etiqueta sob a forma de substantivo, verbo, adjetivo, advérbio, etc. (Part of Speech Tagging). Ao nível semântico, cada palavra é analisada para obter a representação significativa da frase. Assim, a tarefa básica da PNL é processar o texto não estruturado e produzir uma representação do seu significado. As tarefas de nível superior da PNL são a tradução automática (MT), a extração de informação (IE), a recuperação de informação (IR), a sumarização automática de texto (ATS), o sistema de resposta a perguntas, a análise de frases, a compreensão da linguagem natural (NLU) e a geração de linguagem natural (NLG). A extração de informação (IE) refere-se à utilização de métodos computacionais para identificar partes relevantes de informação em documentos gerados para uso humano e converter essa informação numa representação adequada para armazenamento, processamento e recuperação por computador. O sistema de IE é alimentado por documentos (correio eletrónico, páginas Web, grupos de notícias, artigos noticiosos, relatórios comerciais, documentos de investigação, blogues, currículos, propostas, etc.) e o resultado é uma representação das informações relevantes do documento de origem de acordo com alguns critérios específicos. A capacidade dos seres humanos para utilizar eficazmente esta vasta quantidade de informação é reduzida, uma vez que esta tarefa é bastante aborrecida, entediante e consome muito tempo. Esta explosão de informação e a necessidade de ferramentas de tratamento da informação mais sofisticadas e eficientes evidenciaram a necessidade da tecnologia de extração e recuperação de informação. As tecnologias de extração de informação ajudam a analisar de forma eficiente e eficaz o texto livre e a descobrir conhecimentos valiosos e relevantes sob a forma de informação estruturada. Assim, o objetivo da IE é extrair factos importantes sobre tipos pré-especificados de eventos, entidades ou relações, a fim de construir representações mais significativas e ricas do seu conteúdo semântico, que podem ser utilizadas para preencher bases de dados que fornecem dados mais estruturados.

Referências

1. Buniello, A. et al. (2019) O catálogo NHGRI-EBI GWAS de estudos de associação de todo o genoma publicados, matrizes direcionadas e estatísticas resumidas 2019. Nucleic Acids Res. 47, D1005-D1012
2. Chakraborty, S. et al. (2018) Abordagem Onco-Multi-OMICS: uma nova fronteira na investigação do cancro. Biomed. Res. Int. 2018, 9836256
3. Deelen, J. et al. (2019) Correção do editor: uma meta-análise de estudos de associação de todo o genoma identifica múltiplos genes de longevidade. Nat. Commun. 10, 3669
4. Einarsson, G.G. et al. (2021) Análise molecular independente de cultura e cultura alargada da microbiota das vias respiratórias na fibrose quística após modulação de CFTR com ivacaftor. J. Cyst. Fibros.20, 747-753
5. Jin, J. et al. (2023) A delactilação da ciclina E2 dependente de SIRT3 impede o crescimento do carcinoma hepatocelular. EMBO Rep. 24, e56052
6. Kortum, B. et al. (2022) O tratamento combinatório com estatinas e niclosamida previne a disseminação do CRC ao desbloquear o eixo de metástases MACC1-beta-catenina-S100A4. Oncogene 41, 4446-4458
7. Li, X. et al. (2023) A condensação nuclear induzida por desacetilação de HP1gamma promove a resistência a medicamentos para o mieloma múltiplo. Nat. Commun. 14, 1290
8. Montero-Calle, A. et al. (2023) Uma análise proteómica quantitativa aprofundada revelou que a depleção de C1GALT1 nas células ECC-1 imita um fenótipo agressivo de cancro do endométrio observado em doentes com cancro com baixa expressão de C1GALT1. Cell Oncol. (Dordr) 46, 697-715

9. Nidhi, S. et al. (2021) Novel CRISPR-Cas systems: an updated review of the current achievements, applications, and future research perspectives. Int. J. Mol. Sci. 22, 3327
10. Nurk, S. et al. (2022) A sequência completa de um genoma humano. Ciência 376, 44-53
11. Ong, S.E. e Mann, M. (2006) A practical recipe for stable isotope labeling by amino acids in cell culture (SILAC). Nat. Protoc. 1, 2650-2660
12. Ramkumar, P. et al. (2020) As telas baseadas em CRISPR descobrem determinantes da resposta à imunoterapia no mieloma múltiplo. Blood Adv. 4, 2899-2911
13. Samelson, A.J. et al. (2022) A inibição de BRD2 bloqueia a infeção por SARS-CoV-2 reduzindo a transcrição do recetor ACENat da célula hospedeira. Cell Biol. 24, 24-34
14. Sewell, G.W. e Kaser, A. (2022) Interleukin-23 in the pathogenesis of inflammatory bowel disease and implications for therapeutic intervention. J. Crohns Colitis 16, ii3-ii19
15. Shiraiwa, K. et al. (2020) Ferramentas químicas para marcação e caraterização de proteínas endógenas. Cell Chem. Biol. 27, 970-985
16. van der Zouwen, A.J. e Witte, M.D. (2021) Modular approaches to synthesize activity- and affinity-based chemical probes. Front. Chem. 9, 644811

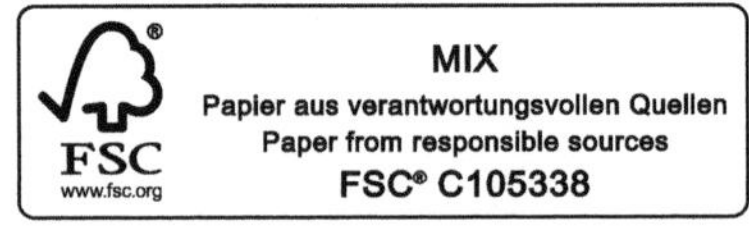

Printed by Books on Demand GmbH, Norderstedt / Germany